在阅读中疗愈·在疗愈中成长
READING & HEALING & GROWING

领悟真我,释放自己

扫码关注,回复书名,聆听专业音频讲解,
带领你集合所有的力量,不断向你的目标迈进!

[美] 阿迪亚香提 / 著
雅桐 / 译

疗愈之路

The Way of Liberation

中国青年出版社

目　录

001 | **推荐序**
007 | **前言**
011 | **引言**

025 | **第一章** | **五项基本准则**（The Five Foundations）
　　031 | 明确你的追求
　　035 | 无条件地行动
　　037 | 绝不放弃自主
　　041 | 绝对真挚
　　043 | 管好你的人生

047 | **第二章** | **三条原理**（Three Orienting Ideas）
　　051 | 什么是存在
　　057 | 虚假自我
　　063 | 梦境状态

067 | **第三章** | **核心实践**（The Core Practices）

075 | 禅定
113 | 参问
131 | 沉思
　　135 | 想法和解脱痛苦
　　143 | 存在的本质
　　153 | 无限

161 | **结语**

169 | **后记**

181 | **教导小节**

推荐序

张德芬 | 最美味的指引

阿迪亚香提是我最喜欢的禅修老师。2015年去美国上过他的禅修课，感受得到他内在的那份宁静祥和与自在。他近年来不遗余力的和世人分享他的觉醒经验和禅修心得，华语世界目前一共出版了他四本著作，我每一本都看过一遍以上。如果将他的《觉醒之光》看成是点亮你心灵的火种，那么这本《疗愈之路》无疑是带领你走向自身真相的核心实践。

我更愿意将这本《疗愈之路》看成是一本可以实际操作的手册，因为每一个段落都是可以反复品味的经典，甚至可以拿来细细冥想。它像是对你的参问进行了解答，但是这位"活话头"大师在解答你问题的同时，也留下了最后一扇大门等待你自己推开。

了悟的畅快就犹如最美味的那一口甜点,阿迪亚香提把这最美味的一口留给我们自己亲自品味,引导我们的同时告诉我们:"别错过、别逃避,等待你的是最美味的一部分。"我更喜欢在某些不平静的时刻,随心地翻开一页,细细地品读,直至心静,我仿佛也能看见我这一生中发生的每一件事、每一朵花、每一次惊鸿一瞥,我也跟随阿迪亚香提坐在公园长凳上,凉爽的风拂过我的脸。

然而,努力禅修以至于能够觉醒开悟就这么简单吗?不尽然。阿迪亚香提的这本书,其实是一本认真修行的检验手册。如果你觉得你是一个认真修行的人，那么，你一定能够做到他书中说的这些方法。如果没有做到，说明你修行还不够认真。为什么不认真？作为一位代表者，我发言说：还没有玩够。整自己整的不够。苦还没受够。所以，一只脚踏在修行的门内，一只脚在门外闲晃。

没关系。等你觉得够了的时候，就好好照着书中给的简单指引去做吧。然后，你可以期待一个不一样的人生，如果，你是认真的话。

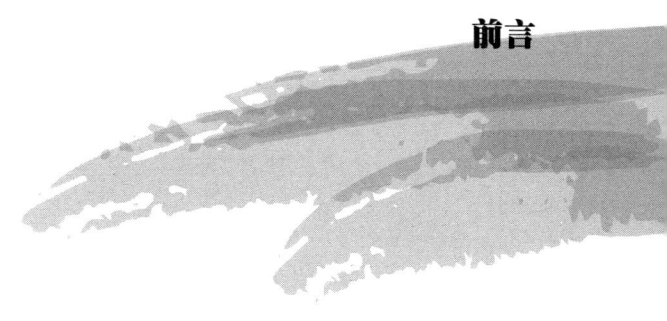

前言

本书是前行者留下的线索,是一种使你忆起的方法,指导你从以为自己是某个人的臆想状态中醒来,认识真正的自己是什么。本书所含内容是我的核心教诲的精粹。要让这些教诲真正有效,你必须以至诚之心将其实际应用。需要预先告知你们的是,应用这些教诲可能会让你或多或少产生一些自我怀疑。但是从觉醒至实相的角度而言,这都是值得悉心培养的好事。而从自我的角度看,这些都应不遗余力地避免。做何选择,全在于你。

引言

灵性释放，有时也称之为觉醒、开悟、自我证悟，或简明而言：完全如实地看见事物。《疗愈之路》是一部去芜存菁、可供实践的指导性书籍，指向教大家释放自我的灵性。除非你亲身证悟，否则无从领会释放或开悟的真正含义。因此，不断猜想开悟是怎样的其实纯属徒劳，甚至是阻碍其得以展现的最大障碍。重要的是应该逐步领悟什么**不是**绝对真实的，而不是去猜想什么是绝对真实，这是首要原则。

许多人认为灵性教导的作用就是为最重大的生命问题提供答案，然而事实恰恰相反。任何一种好的灵性教导，其首要任务非但不是回答你的疑问，反而是质疑你的答案。

因为正是你有意识或无意识的设想与信念扭曲了你的感知，使你妄见分别和分裂，而实际上只有合一及圆满。

这些教诲所指的实相并非隐晦不显，也非秘密，更不在远处。你无法通过努力获得它，无法以善行得配它，也无法通过理解弄懂它。就在此时此刻，圆满实相明明白白地示现于眼前。甚至，我们唯一能看到、听到、闻到、尝到、触到及感受到的，就只有实相。或者，如果你喜欢，称之为神亦无不可。俱足圆满充盈你所到的任何一处。实际上你根本不必为此费神，只可惜我们人类很久以前就因自欺而陷入迷惑、混乱的囚笼中，我们几乎从不觉察那既充盈我们内在又环绕我们周身的神圣，更遑论亲身体验到它。

《疗愈之路》呼唤的是行动，它要你去**作为，这是将使你全然无为的作为**。如果你不将教诲置于**作为**，你不去认真研习它，不去大无畏地应用它，它就不会导致任何转化。《疗愈之路》不是某种信仰体系，它是用于实践的。从这一点上说，它是非常实际的。

如果你仅作为旁观者去读这本书，那你就错失了它的意义。做一个旁观者，诚然是轻松安全的；而一个积极的参与者，在参与自身觉醒的过程中，绝不会轻松安全。前面的路不可预测，它可能需要你付出一切，却不保证结果。你真的以为还有其他途径吗？

如果你将《疗愈之路》和其他的教导加以比较，透过其他教导方式来审视它，则不可避免地会误解它，使其面目全非，这一问题在现代社会变得尤为突出。如今所有的灵性指导都唾手可得，人们往往会误解我说的话，因为他们用其他的灵性教诲来过滤我的话，尽管那些教诲也可能用了相似的语言。所以，我希望你能纯粹地看待我的教诲，不要用心中预先准备好的理论来过滤它们。

任何灵性教导都无法直达开悟。事实是，没有任何途径可以抵达开悟，原因很简单：开悟本就随时随地临在。你**能做**的是去除一切妄念，尤其是那些你最珍视的，最能给予你安全感的,正是它们遮蔽了你对实相的感知。放弃你的妄念,放弃对如实的抗拒,实相就会突然显现。

《疗愈之路》如同药剂,医治各类灵性失调。但是,正如吃药只是获取健康的方法,并不是健康本身,所以这些教诲也不是真理,只是揭示真理的方法。我非常喜欢印度圣者拉玛那·马哈希的比喻,他把教诲形容为挑去其他刺的刺。

研究《疗愈之路》就是研究你自己。你的头脑中已充斥了关于自己的各种混乱观念,研究你自己,并不是让你再往上添加知识,而是要你去除通常附加在自我上面的种种习惯性定义:名字、种族、性别、职业、社会地位、过去,以及你对自己的心理判断。当自我剥除至其本质核心,剩下的唯有:"我是,我在。"

此时,这个存在的我是什么?

本书不关心灵性进步、自我完善,也不关心意识状态的改变。它只关心灵性觉醒,只关心尽可能快及有效地从自我的迷梦中醒来,进入超越自我的觉醒。这不是每个人都企盼的,这本书也不同于市面售卖的相似类型书籍。我不会教你如何获得至福、无尽的喜乐、找到灵魂伴侣,书里也没有什么"十个简单步骤轻松赚取一百万"等这些内容。

许多修习求道者早已习惯不断进食灵性垃圾食品,那些动听的陈词滥调,对转化毫无作用,它们只能麻醉梦境中固有的不满足感。如果你要的是那些东西,这本书不是给你的。

从本书的第一页直至最后一页,我都留下了领悟实相的线索。但是请别想当然地以为教导中最重要的因素都被很明确地强调了,或者说会很容易被找到。事实上,它们如同织物的经纬线,如果你没有慧眼、缺乏真挚,就无法找到。这并不代表我就想遮遮掩掩——我极尽可能地**不去遮掩**——然而真理就是真理,没法通过一口口地喂就能让你真正深刻地理解它。能喂给你的真理,都是快餐式的、很容易得到的,却绝不会让你得到长久的满足。

在现代社会中,人们都希望凡事简单易得,最好还能迅速掌握,不耽误我们本就匆忙的人生。我们既疯狂逃避实相,又想花尽可能少的时间与精力得到尽可能多的结果,不过真理可不吃这一套。

读完《疗愈之路》,你可能和读之前没有任何不同。这里的教诲,需要你去研习、沉思、践行,这并不是读着玩儿。一位智者曾经说过:"欲知渴望有多深切,端看响应有多强烈。"

还需提醒的是,《疗愈之路》不是一种心理治疗方式,也不是解决人类日常生活中一切问题的万能良方。对有些人来说，此类疗愈的确是必需的也是有用的，但这不是本书所主要关注的。

觉醒不是一个治愈你所有痛苦的神奇处方，也不是你逃避人生艰辛的避难所。这样的思维和实相其实完全悖逆，也是阻碍实相得以成熟展现的最大障碍。本书教诲的目的是觉醒至实相的绝对本质，且尽可能最大限度地活出这一本质。觉醒本身的确会最终给你带来深深的平和、爱以及幸福，但这都是觉醒的副产品，不是目标。

追求越来越精彩的喜乐及至福的状态，是不可能抵达开悟的。只有对实相的渴望,以及一种无法遏制的不满足,无法忍受过一种并非完全真实的生活,唯有这些才能将你送达终点。

·醒来,或腐烂·

总的来说,这个世界的问题就是人类问题,此乃自我梦游所导致的不可避免的结果。如果我们能看那么一眼,就会看到种种迹象都表明:我们不仅在梦游,很多时候甚至是游走在疯狂的边缘。换言之,我们已经丧失了(或至少是忘记了)我们的灵魂,并且竭尽所能地不去注意这一点,因为我们不想看到自己沉睡得有多深,我们的处境是多么地荒凉。因此我们闭着眼睛上路,盲目地被种种力量驱使,既不知道也不明白驱使我们的是何种力量,甚至根本不承认自己是被驱使的那一方。

毫无疑问,我们正处在关键时刻。我们的世界岌岌可危地保持着平衡,命悬一线的平衡。觉醒至实相不再是一个供选择的可能了,它成了迫切的要求。我们一直乘着虚妄之舟,如今它已带我们行驶到尽头。船撞上了岸,我们发现自己身处海难后的荒凉之地。"要么醒来,要么腐烂",这是我们时代的灵性召唤,石破天惊。还需要什么别的动机吗?

而同时,一切都是那么美好,从来都那么美好,美好得超出任何想象。

第一章
五项基本准则
The Five Foundations

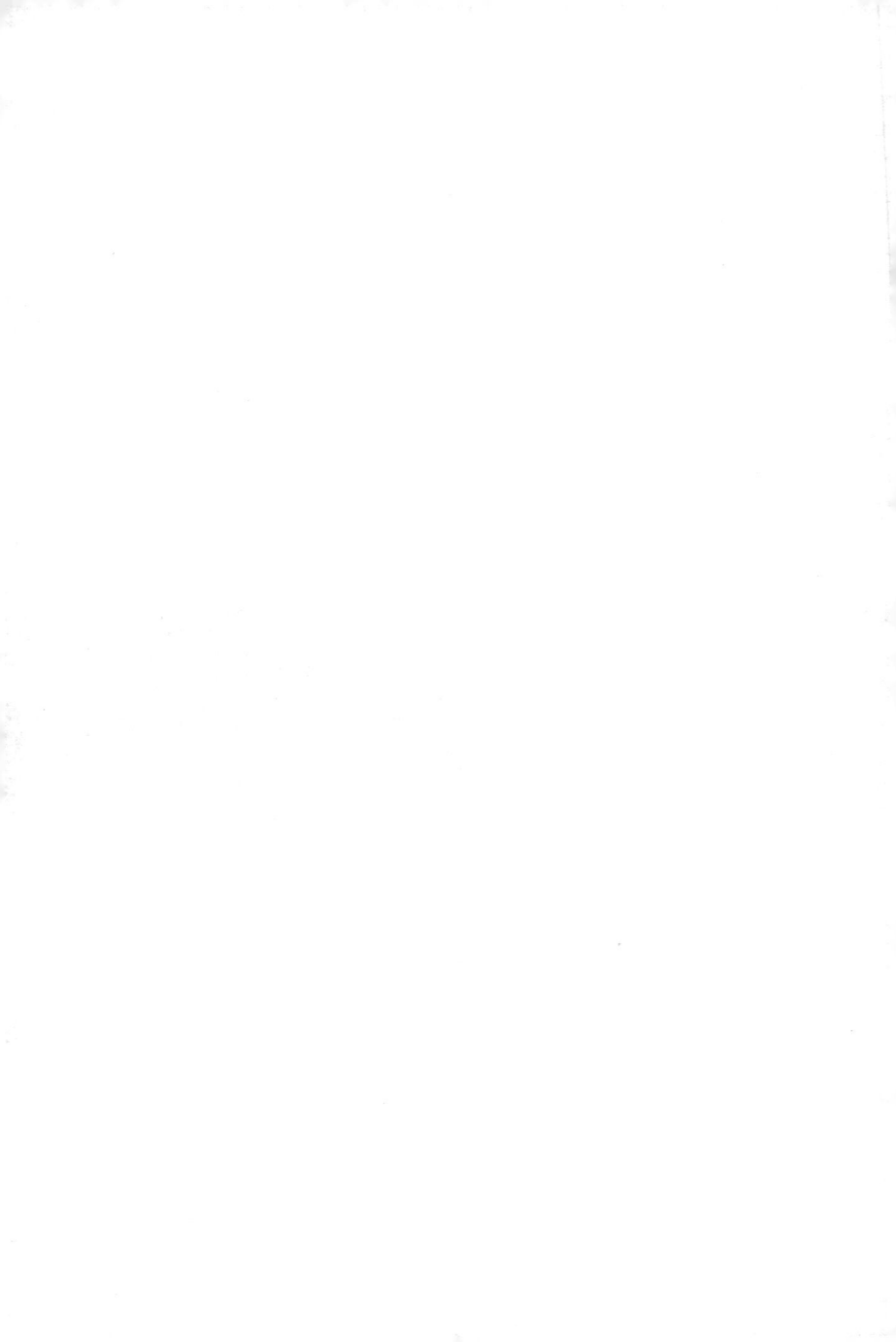

这五项基本准则是整个教导的基础。绝不能忽视这五项准则，或只是将它们粗略地看过，掉以轻心。我要非常认真地指出，这五项准则是整个教导的绝对基本要素，不仅适用于觉醒之前，在觉醒之后也同样重要，甚至更加重要。不要因为这五项准则看似是从人性及相对角度出发的对实相的方便说法，就认为它们太粗浅，没什么意义。这五项准则是在日常生活中活出且呈现实相终极本质的方法。我们在最深刻的启示中领悟到的东西，若不能在日常生活中活出来，呈现出来，那我们终究仍是过着一种分裂的人生。

另外，这五项准则为教导的展开提供了场域。离开这一场域，你将无法对自我保持警惕，教导也就不可避免地会遭到自我中心化的解读。自我会对灵性教导进行误读,这永远是个重大危险,自我的本性就是要将任何它执着并投入的观点进行合理化。

这一危险的程度可能还会加剧。任何一种灵性教导,只要它根植于实相的绝对本质,就必然是指向真理,而非相对世界中的伦理道德。这并不意味着这些教导是不道德的,而是说它们超越道德,也就是说,它们根植于实相,而实相超越了二元角度的相对的伦理道德标准。

可是通常人们都会误解,认为从绝对角度而言,一切道德都应该弃如敝屣。实际上,超越道德是指道德不再根植于文化及宗教的价值观,而所有这些价值观都旨在驾驭及控制自我的冲动。因此非但不是不道德,恰恰相反,实相的合一观会自发呈现,无私的爱和慈悲自然而然地流动。没有任何一样东西是与你分离的,外在于你的,你的行为自然会体现出这种合一。

比较复杂的情况也有可能发生,你有可能会有一些对实相终极本质的体验,同时却并没有从自我的虚妄中完全解脱出来。这样实相和虚妄可能同时并存,你会在两者中反反复复,并以种种无意识的扭曲的形式表现出来。尽管这些形式有不少都是我们精神成熟的过程中必经的,但必须牢记,其中最危险、最扭曲的,莫过于一个以为自己就是神的自我。

这么多年来，我与数千人共事过，我明白如果忽视了灵性生活中的这五项准则，那么你的灵性展开必然在一定程度上遭受重创。若不好好研习这五项准则中的任何一项，不将其彻底吃透，或者不贯彻执行，都会使你在某个阶段遭遇到内在或外在的冲突和分裂。

这五项准则，会让你从身体、心智、精神三方面集中所有的力量，将它们统合起来专注于你的最高追求。明晰且统合的关注焦点、真挚的心以及毫不动摇的渴望，绝不会有意识地自欺欺人，所有这一切的重要性，我认为无论如何强调都不过分。

·明确你的追求·

明确你的追求,是指不要将你的灵性追求当成**一个未来的目标,而是每时每刻**都确确实实地知道你当下追求的到底是什么。也就是说,你认为生命中最有价值的是什么,不要根据道德标准,而是根据你自己认为最为重要的东西来确定。请对此问题深入沉思,别自以为你知道你的最高追求,你甚至都不一定清楚自己觉得什么最重要。深入地挖掘、沉思、冥想,你的灵性诉求到底是什么,别让其他任何人来定义你的追求。向内看,直到你完全明确地知道,你到底要什么。

这是第一项基本准则,其重要性怎么强调都不过分,因为你认为最有价值的,你的生命就会依照它展开。将真理或实相作为至高价值的人寥寥无几。人们会以为自己以真理为重,但他们的行为表明并非如此。一般来说,大多数人都拥有互相矛盾的价值观,其表现为各种内在外在的冲突抗争。所以仅仅因为你以为自己最重视某样东西,并不说明你真的觉得它重要。通过深入的沉思,明确你认为最有价值的、你真正追求的东西,你才能看清自己的方向,才能更加整合、清晰。

随着你领悟的加深,灵性的成熟,你会发现你追求的某些方面始终如一,而另一些方面会按照你当前见地的阶段性的变化而发生演变。你要面对你每个当前的所思所想,时时反省,明确各个问题。你的生命在不断展开,只有如此面对,你才能一直站在所能到达的极限处,全神贯注,不断突破。

·无条件地行动·

明确你的追求是第一步。它会让你集中所有的精力和注意力,将它们统一起来,专注于你的追求。一旦你明确了自己的追求,你就应该依此行动。所谓行动,意指你**愿意去做**及**愿意舍弃**。

修习不是要你努力地做这做那,指望终有一日得成正果,而是要你**现在**就全然临在、真挚,且全然投入,以绝对的诚实,去发现**任何**阻挡你得见实相的妄念,并毫不犹豫地舍弃它们。因此,修习和时间无关,也不是能通过时间去获得的东西;它**仅仅,并且永远**只和一样东西有关,那就是永恒的当下。

而追求,并非出于心智,乃是出于心灵,它只能是你真正珍惜的、热爱的、宝贵的。你根本不需要去想真正热爱的是什么,你只需提醒自己什么是自己不爱的。而你**真正爱的**,总是在你的**行动**中真实地反映出来,它不会以你的感觉、思考或口头表白为准。

当追求配合上无条件的行动,以及热爱,它们就成了宇宙中异常强大的力量。只有那样,我们才会统一、集中,才能无惧世事荒诞、命运无常、环境弄人,全然专注在自己的追求之上。

·绝不放弃自主·

第三条准则是**绝不放弃自主**。它的意思是你**应该对你的生命负起全部责任，绝不将它推卸在他人身上**。指望着搭顺风车，让某个悟者带着你，将你带进开悟，那是做梦。不明白这一点，就会造成种种问题（我们见的还少吗）：狂热崇拜、原教旨主义、神迹思维、失望、幻灭、灵性幼稚病等。

父母问题，关系问题，权威问题，性问题，还有上帝问题，许多人都把他们未解决的种种问题投射到灵性导师身上（有时一些别有用心的导师还鼓励他们的学生这么做），这是可以理解的，但一定要明白，灵性导师，其本身是他或她所指真理的活生生的示现，其作用是给出好的、智慧的指引。对导师产生深深的尊敬和无比虔诚的爱，是有可能的，可是至关重要的是你不能放弃你的自主，或完全将其交给导师，将所有神圣感投射在他们身上。你的生命在自己的手上，不在他人手上。你得负责。

你是在对灵性导师的教导全然敞开，还是幼稚地放弃你作为成年人应负的责任，把**所有**的智慧和神圣都投射到导师的身上，这两者的差别非常微妙。每一个人都应该找到一种成熟的平衡，既真诚且深切地敞开，又不放弃自己的责任。

同样，在对待灵性教导的时候，这一准则也适用。灵性教导是**指向**实相的手指，不是实相本身。你和灵性教导之间真实而成熟的关系应该是：你**应用**它，而不是简单地相信它。信仰总是会导致形形色色的原教旨主义，会阻断好奇心和疑问，此两者无论在开悟之前还是之后都非常重要。好的灵性教导是让你**研习**和**应用**的。只有这样，教导才会在你身上起作用（通常是潜移默化的），帮助你看清源自你本身内在的真理（及谬误）。

怎样才能确定你内心的真正追求？是不放弃自主？还是建立一个虚假的、自我中心的主体？后者会让你更陷入虚妄。我只能说我无法回答这个问题。要知道，没人能告诉你怎样做才不自欺欺人。如果在你的内心深处，你对真理的渴望超过一切，那么就算你走偏一千次，你最终都会一次又一次地回到追求"什么是真的"上面来。

如果你不是渴望真理胜过其他一切，那你现在就知道结果是怎样的了。

·绝对真挚·

真心实意的真挚是修习生活中不可或缺的。真挚包含了诚实、诚恳、赤诚等品质。真挚并非意味着做一个完美的人,恰恰相反,一旦起念做一个完美的人,不真挚就已经在里头了,因为这正是在逃避如实地看到当下的你。只有纯粹的真挚和勇气,才有可能也有意愿去如实地看见自己,看见自己的一切不完美和妄念。如果我们一直都不面对自己,我们就永远不能从自我的幻象中醒来。

要想真挚,你还必须放弃对自己进行评判。评判,阻碍了你真正地真挚,许多时候它还表现出真挚的假象。真正的真挚能让强大的明辨力和洞察力得以显露，唯有它们能让你摆脱心智预设的判断和防御，如实地感知自己。

如实面对自己的能力和意愿是防止自欺欺人的最佳利器，能使你始终不偏离你的追求。对人类来说，世上再没有比完全如实地面对自己及他人更难做到的事了，然而我们若想从分离的梦境中醒来，过上真实的、不分裂的生活，就必须如实。

·管好你的人生·

管好你的人生，是指你不能将修习作为借口，逃避你自身及你的生活的任何方面。我发现这是极其普遍的问题，多少涉足修行的人都会无意识地以修行来逃避他们自身及生活中的种种痛苦、折磨、失调和恐惧。他们总在希望，只要觉醒至实相，一切麻烦就都消失了。尽管随着觉醒的来临,的确有许多我们本以为是问题的问题都自然消失了，但绝不能认为只要尝到觉醒的滋味，人类生活中的所有挑战就都自动迎刃而解了。

利用修习躲避你自身及日常生活中的各种挑战会极大地

阻碍觉醒的到来，更会阻碍它的深入和稳定。《疗愈之路》是要你完全面对自己和生活，绝不退缩，绝不用抗拒、评判、神迹思维等来逃避。它是让你穿透所有虚妄的面具，觉醒至真理。

要管好你的人生，你就得拥抱你生命的所有面向，无论是内在的还是外在的，愉悦的还是不快的。你不必一次就面对所有的，而是在每时每刻面对当下升起的任何状态。每一时刻，你都应给予其应得的关注、真挚和投入。非如此，你就会付出你意想不到的代价。

你的生命，你生命中的一切，就是通往觉醒的道路。若你拒绝生命中的问题,不处理它们,你就是在沉睡,背离实相。去关注生命向你揭示的东西,那才是暴烈、无情同时又充满爱的恩典,对它说:"好的。"

第二章
三条原理
Three Orienting Ideas

我们的修行之路很容易走偏,进入和觉醒几乎无关的死路。这里的三条原理为整个教导提供了概念和框架,引领心智围绕着与觉醒密切相关的基本原则且不偏离其本质。这三条原理也为本书后文中的三个核心实践的展开做了充分准备。

·什么是存在·

在雅典德尔斐神庙入口的门楣上,镌刻着"认识你自己"。神则为这一古训增添了沉重的紧迫感:"你若寻获那内在于你的,你所寻获的将救赎你。你若未能寻获那内在于你的,那未能寻获的将毁灭你。"

这句话的意思是,修行是相当严肃的事情,会带来多方面的后果。在无意识的梦游状态和睁开双眼的灵性觉醒之间,你的生命勉强保持平衡,如履薄冰。当然绝大多数的人根本没这样的感觉,这正说明了他们梦得有多深,抗拒有多强烈。

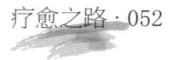

好了,我们来看看到底寻获的是什么?

在我们每个形体的内在,**存在**神秘地存在着。除去你的肉体样貌、人格、性别、历史、职业、希望、梦想和所有那些来来去去的东西后,一种诡异的寂静出现了,那静默之渊,精微的临在。就算我们再陷身于种种令人焦头烂额的琐事中,我们也无法完全无视那内在深处的幽灵般的实质。然而,我们竭尽所能,不顾一切地逃离那静默和安静、那全然的空无,逃离那无时不在的光明。

我们以毫无觉察的疯狂,坚决地留在麻木昏沉的梦境中,而**存在**却一直惊扰着我们。如同无法平息的刺痛,无法掩耳不听的低语。活着，真正地**存在**，绝不是说有就有的状态。

存在早就被放逐到幽暗深处，而生活遍布死寂的苦难，我们大部分人就是如此活着。有时，**存在**从我们错综交织的无意识中突然迸现，提醒我们并没有过上应该过的生活，真正要紧的生活。其他的时候，**存在**静静地退入背景深处，等待着我们有朝一日不顾一切地关注它。可是无论如何，**存在**——你的**存在**——才是生命中最要紧的事物。

对存在无意识，你就会被困在为自我所驱使的废墟中，有无尽的冲突、奋斗和恐惧，这些甚至被视为理所应当，因为我们生来就被洗脑，被告知那多得惊人的仇恨、虚伪、愚昧和贪婪都是再正常不过、再合理不过的，我们就活在这稀里糊涂的将信将疑中。但那一点也不合理，甚至连合理的边都挨不上。事实上，没有什么比我们人类口中的现实更不合理，更不现实的了。

紧紧地抓住我们知道的和相信的东西不放，我们就会被牢牢困在预设好的思维和想象机制中，还自以为拥有完美理性与绝对清明。如此一来，我们所能做的就只是不断将这个造成我们及其他所有人无尽痛苦的现实合理化。

在内心深处，我们都曾怀疑我们感知世界的方式是不是错了，可是，我们都非常非常努力地忽略这一点。我们状如疯魔地否认**存在**,用这样的方式对可怕的境遇保持盲目,好像一旦面对了真理的纯粹之光,放开了对妄念的执着,我们就会有灭顶之灾一样。

只有在**存在**中,真理才显露——那不是关于数学、化学、哲学或历史的真理,而是在那样一些宁静的时刻,生活的庸常突然褪去,平时无以得知的庄严显现,充满意义。正是那样的一种真理,与**存在**如此震撼地不期而遇,让我们知道就在平常的生活之下,真理即能闪耀,提醒我们平时紧抓住不放的人生也许比我们想象的更荒谬,而实相会释放生命那神秘的美,只要我们听从它的召唤,将我们的恐惧抛诸脑后,不再死死抱住安全感,不再只以我们的所知来界定人生。

我们一出生，**存在**就与我们隔阂了。在婴儿那纯净的眼眸中，我们兴许能认出**存在**的光芒，然而这样的**存在**并不能认识它自身。它因自我觉知能力的缺乏而隐而不显。婴儿活在无意识的**存在**的神奇国度，而成人活在自我中心的分离世界中，拒绝看到**存在**。觉醒，意味着有可能将**存在**重新带入它应该位于的君临地位。

任何问题都是**存在**的问题。没有比**存在**更重要、更有意义的了。对**存在**无意识，就是在现实世界昏睡，最终也是在实相中昏睡。选择简单明了：觉醒至**存在**，或永世昏睡。

·虚假自我·

对**存在**的无意识产生了虚假自我。许多个碎片式的自我脆弱地绑缚在一起,形成一个貌似天经地义的混合体。那是座摇摇欲坠的房子,建立于虚妄之基;是折翼的鸟儿,无法飞翔。

虚假自我是最大的障碍(当然,所有的障碍实际都是想象出来的妄见),阻碍我们领悟真正的普遍性**存在**。虚假自我的本质是个心理**过程**,在心智范围内发生,它对所有由感官接收到的信息进行组织、解读、得出意义(或者说,多数情况下得出的是"胡扯")。这一心理过程和意识的自我反观活动结合，此时自我的**感觉**就形成了。这一自我的**感觉**随即渗透整个意识，就像香气的弥漫，让心智误认为有**某个自我**是确实存在的单独实体，而实际上它只是个心理**过程**。认为你是个独一无二的单独的自我，这是个错误结论，在生命的极早期就几乎自动且无意识地开始生成。

认同某一个名字，而名字专属于某一个特别的身体和心智，自我就是这样开始创造单独身份的。一大堆不断累积的观念、信念、观点，还有筛选后的通常带伤痛性质的回忆，可以从中创造一个过去来认同，再加上基本情感能量来把所有这一切聚拢在一起，就这样，你还没明白这一切是怎么回事呢，一个坚不可摧的——然而实际上是四分五裂的——逼真的自我就这么形成了。

这并不是说人在发展过程中的虚假自我是毫无必要或毫无用处的,只是应该指出它只存于心智范畴内,超出心智的部分根本没有虚假自我存在。自我之所以被发展出来,是为了让你获得一种健康的个体感和自主性,使你能顺利生存下来。问题是,只有极少数人发展出了真正的心理自主性,即便是这些寥寥无几的人,也大多为虚假自我所迷惑,连想都没有想到过它的虚幻本质,以及超出自我之外还有什么。而真正的自主性一旦得以发展,自我其实就不被需要了,就像一旦你长大成人,就不再需要婴儿时期了。也许,更准确的说法应该是,真正重要的是**自主性**,而虚假自我只是想象出来的副产品,产生于意识的自我反观机制,经由无穷无尽的预设性思维活动来界定自身。

问题在于,你深信不疑那个自我就是真正的你,而实际上它只是幻影般仅存在于你心智中的抽象概念——被相互冲突的因分离而产生的情感能量赋予其栩栩如生的面貌。它就像昨夜的梦那么逼真。一旦你不再认为它存在,它就完全无法存在了。这就是为什么说它是虚假的,也因此,疑问升起:真正的你到底是谁?或者说,到底是什么?

虚假自我的核心是充满匮乏的空虚,因为你从本质上拒绝了自身的神圣性,这也许是人本身成长发展的规律,也许是出于绝望,更或者,不过是世界需要自欺欺人的面具,需要威逼利诱人们服从它的疯狂,因此它不断催眠你,而你完全屈服了。围绕着这核心的空虚深渊,虚假自我充满难以言状的恐惧,飘荡在无名、无面目的荒境。

要想觉醒至**存在**,虚假自我是一个必须跨越的障碍,也是一个必经的入口。当你**穿过**自我的虚空,自我的身份会消亡,也许是暂时性的,也许是永久的,而你以**临在**方式重现。临在,从任何常规意义上说都不是自我。它无形无状,没有年龄性别。临在不生不灭;它不属于"物"的世界。它是意识之光,整个世界都在其中生灭。

临在是**存在**的示现，而存在是无限的示现。无限是终极实相，超越一切概念及体验。它是整个**存在**、万有、万界、一切感受的终极背景。它超越一切归类、描述、想象。它超越心理自我、自体自我、临在、**存在**（及**非存在**）以及合一，却又不是非上述事物的另外一样东西。无限不可知，不可体验，它自身简单本然地在一切面向上觉知自己。因此**唯一**能领悟无限的是无限本身。只有这个领悟，终结了心智对神、真理及意义的无尽追寻。

·梦境状态·

所有的梦都有一样的本质,其中的角色是那么忙于……呃,作这些角色,梦境**之外**完全不在他们的意识中。实际上,他们连想也没想过还有梦境之外,没想过自己以为真实和有意义的不过是梦,至少在他们的梦变成糟糕的噩梦之前,是不会想的。

太多的人被自身牢牢束缚,只得终日绕着圈跑来跑去。他们永远都在奔跑,在找更多的、不同的、更好的东西,自己都觉察不到他们跑了半天其实哪里也没去。他们越来越精明机智,却越来越哪都去不了。

他们是谁？我只能说他们就是我们。

我们能做的最厉害的梦，是忘了自己在做梦。我们失落在心智妄想出来的满是评判、信念和观点的世界里，这分明是在梦游。有些人做的是噩梦，有些人还暂时留在想象中的天堂。绝大多数人，则是在两者之间。

可是无论你现在的梦境是怎样的，有朝一日它们都会出乎你意料地被打破。突然间你的人生剧情变了，或者干脆没了，你仓皇茫然，不知发生了什么，不知那些梦都到哪里去了。这种人生遭际的突然变故是为数不多的、我们人生中必会发生的事情，然而我们却坚持认为，我们是如何看待生活的，生活就是什么样的。

我们整天忙个不停，不是在想事就是在想人，结果我们误以为我们对人和事的**想法**就是人和事**本身**。正是这种把想法当真的本性让我们无法突破梦境，被牢牢地困在其中，完全无意识，只有徒劳地挣扎。

实际是怎样才是真的，你相信或认为**实际应该怎样**是假的，对许多人来说，这简直是匪夷所思。不过当你在梦境里时，那还真是匪夷所思的。在你看来梦绝对是真的，因为你的所有想法都认定了它的真实性。可是**实际是怎样**比千万个认为应该是怎样的想法都要真实。生活不会按照你的故事、你的理解来展开。你的想法只要不如实,那么哪怕你只相信了其中的一个,你的苦难就开始了。绝无例外!

我不是在说你不应该有任何不是**实际是怎样**的想法。我只是说,**实际是怎样**就是**当下**的现实。如果你认为人们应该善良地彼此相待,那么你就尽管善良吧。可是如果你将此念投射到他人及整个世界,**就好像这是个客观事实**,或者更糟糕的是,你认为整个世界及他人有义务必须善良,那你就在抗拒**实际是怎样**,痛苦就不可避免了。

第三章
核心实践
The Core Practices

真理不在**别处**，无论这个**别处**是哪里。真理不在宗教仪式中，不在秘密教义里，不是来自上师的摩顶触摸或慈悲的微笑，也不在神秘异域，不在古老的庙宇中。真理就是唯一**确实**存在的东西。它并不隐晦，而是明明白白，也不缺失，而是充分临在。

绝对真理不是一个信念，不是宗教，不是哲学，不是来来去去的体验，也不是短暂的灵性体验。它既不是静止的，也不是活动的，既不好，也不坏。它什么都不是，不是你能想象的一切。心智的思想和想象不能触摸真理。只能在普遍性**存在**的核心中找到真理。**钥匙是认识你自己。途径是发现你的存在。**

本书中，和五项基本准则一起的还有本章的三项核心实践，都是用来帮助你发现并且领悟那永恒的真理。虽然这些核心实践看上去很简单，但不要忽视，当你能全心应用它们时，它们的能量才是无比强大的。

我们的心智以为只有复杂微妙的灵性教导才能指引我们认识实相，可实际并非如此。教导越复杂，心智越容易借由种种复杂的原因来逃避，我们还以为自己正向开悟迈进。然而，心智只是接连创造了各种复杂精细的陷阱，让我们在里头绕来绕去。

任何灵性教导中至关重要的因素不在于教导本身，而在于应用这些教导的人的真挚和无畏。哪怕有时候你会觉得自己傻得要命，像威廉·布莱克所云："一个坚持做傻事的傻瓜终将变得智慧。"

你就把灵性实践当成是"实践傻事"吧。

核心实践需要你**找到感觉**，就像是学骑自行车时找到平衡的感觉。要切实起到作用，就得让它们成为你的一部分。你实际应用它们的态度，和实践本身一样重要，也就是说，你得找到适合你自身性情气质的方式。没人能告诉你到底该怎么做。你得自己试，找感觉。而且你实施这些实践的方式也会随着你领悟水平的发展而发展。

你不要太刻意地去应用这些核心实践，或者刻意地努力挣扎。你应该虔诚地应用它们，也就是说，非常真挚，心智和心灵完全开放。有时候你会发现教导所揭示的东西让你很难受，有时候又会陷在你自己的迷惑混乱中，挣扎着无法脱身，不管怎样，记住恩典是最重要的，也是永远都在的。而且，最黑暗的时候，通常就是黎明前。

所有重大的突破往往都是意外之喜，发生在我们最意想不到的时候。突然，恩典降临，拨云见日，我们**见到**了，无与伦比的清晰和自由。这样的恩典时时刻刻都在，不是努力找来的，也不是做个所谓的好人去配得上拥有。不是只赐予某些人而和另一些人无缘。恩典永远都在，只是我们对它的敞开是来来去去的。可以说，**《疗愈之路》就是用来向恩典敞开的工具。**

三项核心实践是禅定、参问、沉思。

·禅定·

在各种经典的修行形式中,禅定要么被过分强调,要么被过分忽视。当过分强调时,禅定成了通往开悟的唯一方式,因此这通常会导致人们过度关注获得某种特别的禅定**状态**。然而不管这状态有多奇妙多殊胜,终极实相**不是**任何意识状态。实相是一切**存在**的基础,是不生不灭的永恒。在任何体验及意识状态中,实相都一样临在。实相,或者说真理,在任何状态、任何时间、任何地点,都是最终极的真实。

另一个极端就是低估禅定的价值。既然实相在一切情境一切时间中都临在,那禅定所获得的东西毫无意义。实际上这种想法断言了禅定只会加深谬见，只会让我们误以为我们是和实相分离的，一定要做点什么特别的才能获见实相。虽然这一观点确实有它的逻辑，可是却会导致某种宿命论，或者纯智性的理解，而靠智性理解来真正开悟是适得其反的。虽说没有任何途径或实践能直抵开悟，但你的**所为**仍然至关重要，它决定了你的修行方向。平衡是关键，方式是不费力的努力。

禅定既不是用来到达某个终点的方式，也不是通往完美的途径。如果能正确地去做，禅定本身就是实相的**呈现**，而不是通往实相的路径。如果**不正确**地去做，禅定就成了一面镜子，完美地映照出你是怎样抗拒当下，映照出你对它的评判和对它的执着。禅定就是面完美的镜子,反射出你和你自己、和生活以及和当下的关系。当你能切身感知到你是如何对当下的内容要么抗拒要么执着,以及这样做是多么徒劳无益,你也许就会明白到底什么叫作**放下所有抗拒,待在当下。**

本书中,对禅定有非常具体的定义,其目的及应用方法也有特别说明。禅定是门艺术,是以尽可能的方式**允许一切如实存在**。要让一切如实存在,我们必须**舍弃一切妄图掌控、操纵我们的体验的努力**——舍弃个人意志。自我通过掌控、追寻、奋斗、操纵来寻求快乐,而禅定是直击自我的要害。很多禅定形式都以学着控制体验,获取平静为主。

这样的方法会走进死路，人们只能在自我受到禅定技巧约束的时候，暂时获得心智的宁静。

我的教导是绽放在禅定的安静与静默中的。从这里，培养出向内的稳定、客观、不执着，以及概念化的心智所无法企及的深邃的了知。正式的禅定最好在一个不受打扰的地方，以坐姿进行（如果实在有必要，躺下也可以）。有助于禅定的态度是臣服、不费力、敞开。

禅定，与其说是一项需要掌握的技巧，不如说是一种安静的祈祷。初习禅定时，你也许只要能有十到十五分钟的完全安静就够了。等能够轻松做到后，你可以五分钟、五分钟地延长禅定时间,直到你能舒舒服服地一次做上三十到四十分钟。不过,哪怕每天只能做十五到二十分钟,就足以让你开始体味到一种内在的沉静,那是内在的静默和稳定。

一定要明白的是,当你禅定时,你是在**将自己完全交付于一刻不停的心智之外的东西**。禅定不是你用来想明白事情,分析自己的体验的时候。你也不应该和你的心智开战,硬要它平静。就那么看着念头,就像看着天空来去的浮云。你的念头没有任何个人性,只是滑过觉知的景象。禅定不是需要掌握的技巧,它是最高形式的祈祷,是纯然的爱的行为,是不费力的臣服,沉入那不可知的寂静深渊。

禅定也不仅限于正式打坐禅定的时分,从更本质上讲它是**存在的态度**——在**存在**中安住,就是**存在**。一旦你对此有了**感觉**,你就能越来越经常地将它融入日常生活。最终,禅定成了你自然的形态,这就是解放。

下文是我对真正的禅定的描述。阅读后,你要在实践中让它自己向你揭示其含义。随着时间推移,你会越来越深刻地明白什么是真正的禅定。也许每次习禅定前,你都要读一遍"真正的禅定",直到你觉得它已经融入你的骨血。

· 真正的禅定 ·

真正的禅定没有方向，也没有目标。它是超越语言的臣服，是纯粹寂静的祈祷。而所有旨在达成某种心智状态的方法都是有限、无常和受设定的。痴迷于心智状态只会走向束缚和依赖。真正的禅定是毫不费力的静默，安住于本然的存在。

当觉知不再被操纵和控制时，真正的禅定会从意识中自发地呈现。初习禅定时，你会发现注意力总是不由自主地关注在某些客体上：思想、身体的感觉、情绪、记忆、声音，等等。这是因为心智的机制就是要聚焦于客体，收缩在客体上。然后心智强迫性地对其所觉知到的（客体）进行机械和扭曲的解读，并试图控制觉知。它开始根据以往的设定下结论、做假设。

在真正的禅定中，所有的客体（思想，情感，情绪，记忆等）都任其自然状态。这意味着，无须努力去聚焦、操纵、控制或压制任何觉知的客体。真正的禅定中，重点是觉知，而不是觉知客体，是停留于有意识的存在本身。在禅定中，不要试图改变自己的体验，尝试去改变你和体验的关系。

当你放松，进入觉知，心智对客体的强迫性关注会消散。**存在**的寂静会在意识中分明升起，引你停留、安住。对发生持开放的态度，无有任何目标和企图，这将潜移默化地达成寂静和静默的降临，那就是你的自然形态。

当你毫不费力地，越来越深入地安住于寂静中时，觉知便摆脱了心智强迫性的习惯性控制、收缩和身份认同。觉知回归到有意识的存在，其自然的形态，那绝对的、无呈现的潜在——超越一切能知的寂静的玄冥。

·一些关于禅定的常见问题·

问题一:

看起来真正的禅定的中心意思很明确,就是以那安静、静默的觉知来安住。

可是,我还是经常陷在心智里。如果我用一些更有指向性的技巧,比如数息之类的,让我能够有样东西去专注,帮我不陷入心智,这样可以吗?

答一：

你完全可以使用更有指向性的技巧，比如数息，唱颂简单的曼陀罗，专注祈祷，如果你觉得那样会帮助你不迷失在念头里。但一定要逐步减少技巧。

每次禅定练习时都留点时间仅以安静、静默的觉知来安住。真正的禅定是不迷失在心智中，同时逐渐舍弃那个禅定者。

问题二：

　　在禅定时，旧有的伤痛记忆升起，我该怎么办？

答二：

旧的记忆、伤痛、恐惧、愤怒、憎恨，等等，都有可能在禅定时升起。就让它们升起吧，不要抗拒、分析、评判或否认。看着它们，但不要陷入其中。要知道它们并不能定义出你是谁。它们只是一些无意识，现在在觉知之光中升起，需要被净化或从你的体系中释放。让存在的光来解脱痛苦吧。

问题三：

我禅定的时候，有时会体验到很多恐惧。有些甚至令我感到崩溃，我不知道该怎么办。

答三：

若在禅定时体验到恐惧，你可以把注意力转向具有稳定性的东西，比如你的呼吸，甚至是你的脚底。但不要抵抗恐惧，那样只会使恐惧加剧。想象你自己是坐于菩提树下的佛陀，或是沙漠里的耶稣，在身体－心智所造的噩梦中稳如磐石，毫不动摇。恐惧的感觉的确非常真切，但实际上不过是逼真的幻象。在毫不费力的静默中，恐惧自会耗尽其本身，无法停留。

问题四:

在禅定时,如果我产生了洞见,或是对某个情境突然了悟,此时该如何做?

答四：

　　就以感激之心接受给予的一切，不执着在任何东西上。要相信当你需要的时候，该有的还是会有的。

问题五：

我发现我的心智在自动地生成图像，就像在醒着的梦里一样。有些图像我喜欢，有些却是混乱、让人讨厌的。我该怎么办？

答五：

把注意力集中到你腹部的呼吸上。这会帮助你不迷失在心智的成像上。要将一切拉回到那个简单的意愿中，安住在先于一切图像、念头及观念的无图像的安静源头。

问题六:

我禅定时,体验到有许多能量在我体内汹涌冲撞,甚至平时不禅定的时候也会这样。有时候我觉得非常愉悦,但有时候却觉得烦躁,晚上也睡不好。这是怎么回事?

答六：

这个现象不算少见，在修行到某个点的时候，有人会体验到各种强烈的能量形式。不要沉迷于这些能量，也不要压抑或控制它们，那样做只会加剧这一情况。你的注意力要深入在一切能量形式形成之前的那个状态中。安住在先于一切身体及心智能量的安静、静默和空性中。

做一些能增强稳定性的活动也会很有帮助。在大自然中散步、运动、按摩脚底，等等。任何能让你加强稳定性和使能量平静的活动都有用。你的身体和神经系统要花一段时间才能适应在你体内流动的更多的能量。耐心点，神经系统经常需要几个月甚至几年的时间来适应新涌出的能量。

问题七:

有时候,我会感受到深深的安静,一切意图都消失了,甚至关于允许一切存在或以觉知来安住的教导都显得多余。让一切意图和技巧都消失,这样可以吗?

答七：

　　有时候，当你的禅定达到一定的静默和单纯时，连最精微的意图和技巧都会自行消失。如果你能放下一切意图和技巧，同时既不迷失在心智中，也不坠入昏沉麻木的觉知状态，说明真正的禅定已然自动发生。禅定的终极形式是禅定者的完全消融。

·参问·

神圣之境无法通过语言和观念来触及,正如你不能靠吞下苹果派的食谱来品尝到派的滋味。在现代,资讯和知识是那么有用,以至于我们都忘了它们不等于真正的智慧,更不等于直接的体验。直觉的智慧源自安静和静默,我们已经和它隔绝。咬住一个问题,向内看,安静地、耐心地等待,如今这已成了鲜有人掌握的一门艺术了。参问是自我和灵魂之间的桥梁,并超越至无限。(这里灵魂一词指的是你的本质、临在或存在性。)

参问绝不是反智或反理性的,而是超理性。也就是说,它有足够的威力可以让你超越概念化的心智，以及设定好的以自我为中心的思维。如同禅定，参问同样根植于静默，然而它是真正的禅定的动态对应。禅定柔顺，甘愿臣服；参问却呼唤勇猛无畏的质疑。

参问，是向所有人都面临的最深刻的存在问题发问：我是谁？是什么？生命是什么？死后会怎样？神是什么？活着的终极真理是什么？或者说白了，我绝对确定无疑地知道当下的这个想法、信念、观点、解释或评判是真实无误的吗？

所有参问的共同要素是真理。什么是真的？

关于真理的疑问不会来自于自我的计划，也不从属于自我的议程。参问绝不是受自我驱动的，任何以自我为动力的追寻都不会导致参问，这一点至关重要。一切来自于自我的动力，其本质都是要更舒适，要活得更好。而参问完全属于灵魂范畴，属于充满光和静默的存在之境，它对真理的追寻乃是自在。

参问的首要关注点就是存在。存在是开启整个神秘国度的钥匙。我是谁？是什么？除却肉体、心智、信念、职业、性别、角色、记忆或历史，我是什么？更确切地参问，"我"是什么？

把所有不是我的都去掉。扯下我的一切面具。剩下的是什么？是有？是无？是什么在觉知这一切？

是有物在觉知，还是无物在觉知？是有人在觉知，还是无人在觉知？要从你的直接体验中追问。

安静且耐心地参问，抽丝剥茧，明察秋毫，要察遍你的一切身份认同，你对自己的一切信念，一切你深藏不觉的评判，以及关于你是谁是什么的所有论断。要花时间深入每一个疑问，让疑问来去除那些不是你的。让疑问来瓦解一切，一切你想象的自己是什么，一切你认为的自己应该是什么，一切任何人告诉你的你是什么。让参问察遍你想象出来的一切身份。察遍一切想象出来的东西，执着不放的东西，不肯面对的东西。然后，就静默。停留在安静的沉思中，虚位以待那神秘莫测的恩典。

心智永远无法实现对真理或实相的领悟；唯有恩典才能赐予。参问扫清了一切谬见和虚妄，让我们得以向恩典敞开。

对存在的疑问开启了通往实相和真理的途径，但绝不是说这是唯一应该参问的问题。你应该质疑一切！没有一块石头没有翻过，没有一个论断未经查核，没有一处否认未经审视。

不要急,每一个问题都要深思熟虑。每一个问题都要置于你存在的静默中。不要急着抓住答案,不要跳到结论。反之,应该让每一个问题来揭示出你深藏不觉的信念和观点。让它来揭示你是怎样执着并相信那些并不如实的东西。觉察一切你心智固有的造成你和他人痛苦的方式,把每一个心智提出的问题都灭于静默之地。冥想,沉思,花时间。不要用心智来回答,就只和问题一起静默。非常、非常地静默。

如果参问开始消解你所有隐藏的论断,所有信念、观点、评判和一切你从他人那里获得的二手知识,不要惊慌,要充满对真理的热爱。你的大多数灵性观念也一样会消解,同样不必惊慌，正是那些灵性观念，才是把我们和真正的灵性体验隔绝开来的最大障碍。

你最大的帮助来源于你的真挚，和对真理高于一切的渴望。当你一次又一次发现你自身的一层又一层的虚妄，你也许会震惊，可是不要纠缠在上面，也不要评判自己。接受，放过，然后继续，你真正的存在才是无限而绝对的。它永远存在，过去，将来，一如当下。在参问的神圣烈火中伫立，让它向你打开一切灵性的智慧，留下的只有真理，其他全部朽烂。

可惜没有几个人将生命完全交付给真理，真是太令人悲哀了。大多数人都只能走上那么一段路,然后就停止了,向分离的自我低头,苟且将就。说到底,我们得到的都是我们最重视的,如果我们不满意自己得到的,不如诚实地看看自己到底最重视的是什么。

可是真理一刻都不会受到影响。真理从来都一样不多一样不少地临在,一样不即不离地敞开。在一切时间,一切情境中,真理都充足地在那,它只不过等你认出。而它有的是时间,所有的时间都在它那边。

质疑你的想法。质疑你的故事。质疑你的论断。质疑你的观点。质疑你的结论。质疑一切,直到全部湮灭于纯然的空性、静默和欢乐中。通往自由的钥匙就在你的手里,去用它。

·一些关于参问的常见问题·

问题一：

对我来说，参问总是显得太智性了，我老是会迷失在心智里。有没有什么办法可以在参问时不落入心智的迷宫？

答一:

有的。参问有两个方面,都必须去了解,这很重要。第一个方面我把它称为"退一步思考",其目的在于去除,即从原有的设定式思维中退出来。你并不是在找答案,而是发现并去除原有的设定好的想法、观念和信念,为更深的领悟打开通道。比如,通过这样的审视,你会发现自己并非头脑中的想法。

你以为某个想法能告诉你你是什么,如果去除了这样的虚假信念,你就为更深的了悟清理出了空间,了悟得以自行显露。

等你发现并且清除了心智中的虚假观念,你就做好了准备,可以停留在存在的静默中了。

参问的第二个方面,是你竭尽全力去接通直觉的智慧和清明,它们都在意识那静默的根部。我称之为恩典之境,因为从那里流淌出的智慧只能被赐予,是"啊哈",是纯粹的了悟。等你发现并且清除了心智中的虚假观念,你就做好了准备,可以停留在存在的静默中,不再升起思考,也不再在思考中追寻。

问题二:

有时候我觉得参问生机勃勃,充满活力,但有时候觉得非常机械,因为我的心根本没进去。参问是不是要时时刻刻投入?

答二：

要想参问真实有效，你必须对它真正感兴趣。所以你不必时时刻刻参问。当你有任何至关重要的疑问升起的时候，参问就是应用的工具。不过，参问并不只是个技巧，它更是个态度。

参问是活在你体内的好奇的态度，是你的渴望的反映，你渴望知道真理，知道实相的本质。参问还是种勇气，你愿意询问重大问题，也许那会掀翻你生命的整个基础，会让你直愣愣地面对你根本不想面对的问题，躲都没处躲。

所以，你虽然不需要时刻应用参问这一技巧，但带着好奇和有勇气的态度去生活是至为重要的,那是参问的魂。

参问是门艺术，它质疑你的一切论断、信念和解释，它是开启心中空间的方法，让直觉智慧得以升发。一旦空间开启，就让疑问停留在有意识的存在的静默中。

觉察，对不知道保持忠诚的警醒。重大的突破总是在你最意料不到的时候发生。

·沉思·

我们早就遗忘了沉思是怎么回事。几乎任何你能想得到的问题，现在只要轻点几下鼠标，就能找到答案，或者说貌似找到了答案。全世界最古老的修行教诲也不过按一按鼠标就能下载，可是我们还是找不到自己，灵魂得不到一点滋养，那么无知，和生命的神圣是如此隔绝，我们不堪重负。

在现代，资讯和知识是那么有用，以至于我们都忘了它们不等于真正的智慧——当然更不等于对实相的直接体验。我们早已失落了那来自安静和静默的直觉智慧，却相信信息能让我们越来越幸福充实,可实际上它们根本给不了我们快乐,我们搁浅在信息之海中。

沉思是门艺术,在觉知的安静和静默中,耐心地厮守片语只字,直到它显露出越来越深刻的意义和了悟。沉思能让你超越(而不是退守)思维分析和逻辑的局限,让意识向智慧和真理开启,只能用启示这个词来描述这种状态。

我在本节中收录了一些有用的短句,不过实际上本书的任何一部分都可以用来沉思。取一个短句做你的沉思对象,将它置于你的觉知中,放上那么一段时间。不要分析它,不要像哲学思辨那样思考它,也不要迷失在你的想象中,就将它静置于觉知中,然后静默。让它的意义在你心中自行萌发,然后将它再次置于觉知中,再放上那么一段时间,再次放下它,静默。去实践一下,你会掌握方法,找到自己的节奏。

沉思看上去很简单,但很有威力。在禅宗传统中,会用话头、疑问以及被称为公案的短小精悍的教导故事来作为沉思冥想的对象,借助其中的威力来激发觉醒、启示及开悟。实际上许多修行体系都使用各种形式的沉思来引发启示。

下面是一些可以用于沉思的短句。首先是一些能引发某些心理洞见的短句，逐渐加强到越来越深刻及本质的领悟、启示。最后一些则属于实相的绝对本质——无限。

想法和解脱痛苦

~

没有绝对真实的想法。

不是说某些想法比另一些更不真实,
而是没有任何想法是绝对真实的。

~

~

如实是指在你对此有任何想法之前所发生的事。

你的心智对此刻有种种想法,
而在你对此有任何想法之前此刻是怎样的?
注意此两者的区别。

~

~

你的想法会和实际正在发生的、
已发生的、将发生的不一致,此时痛苦立刻升起。

摆脱你心智的解读,尽情体验此刻。

~

~

你并非你的故事。

他人并非你眼中的关于他的故事。

世界并非你眼中的关于世界的故事。

~

~

痛苦是生活在告诉你你正在抗拒、
　正在误解真实的情况。

这是生活在告诉你你并不如实。

~

~

更深刻的了悟和洞见来自于一个安静了的心智。

~

要快乐,就要生活在不可知中。

~

存在的本质

~

向内看，找不到作为自我的你，
是找到作为临在（存在）的你的开始。

~

存在（或精神）是普遍性的，它先于任何情境、
任何观点、任何意识客体及主体。

~

~

存在是一切事物的真实本质。

~

作为一切事物的真实本质，
　在存在之外无任何事物。

~

~

存在是自我认知的,
是有觉知的。就在此刻!

~

存在不会去解释任何事物;
存在是一切事物的真实本质。

~

~

唯一能领悟存在的,是存在本身。

~

只有存在活着,
通过你,就是你,就是一切万有。

~

~

存在不生，不是被创造的——
　　它是一切的源头和实质。

~

存在是我们的最初，先于一切自我的把戏，
　　先于一切想法，先于一切描述，
　　　　先于过去、现在、未来。

~

~

存在，
先于这时空的世界而在，
就在这里，就在此刻，永远都在。
它是一滴雨珠，一片落叶，
一次心跳。
是无的世界，
是空性的实质。

~

~

我是乃纯粹的存在。
这是实相的终极告白,
　在永恒中回荡。

~

无限

~

超越自我,是普遍性的存在;
　　超越存在,是无限。

~

无限是纯粹的无形无相的混成,
　先于存在与非存在,生和死,
　　　有形及无形。

~

~

无限既非一，亦非多，
既非二元，亦非非二元，
既非凡俗，亦非属灵，
既非我，亦非他者。

~

~

无限，
对其自身的一切面向都投注单纯本然的觉察，
以此，无限了知了自身。
于是，它知道自己是完全不可知的，
是绝对临在。

~

~

领悟无限,就是失去你内在的世界。

~

失去你内在的世界,就是永恒的寂静。
是成为光。

~

~

一切都美好，
　美好得超出想象。

~

结语

我所说的开悟,并不仅仅是领悟,也不仅仅是发现自己的真实本性。那还只是开始——开始进入一场内在的革命。领悟不能保证这一革命必然发生;领悟只是让革命成为可能。

·内在的革命·

这个内在的革命是什么?首先,革命不是个静止状态;它是活生生的,从不间断,持续发展。你无法抓住它,把它塞进任何概念框架中。也没有任何路径去进入这内在的革命,因为它是不可预测的,也不可掌控,它有它自己的生命。这一革命是和旧有的重复、僵死的思维感知结构决裂,不再受困在陷阱中。对终极实相的领悟是你在存在层面直接且突然地醒来，见到自己的真实本性，开启了内在革命得以发生的大门。这样的革命，要求你不断清空旧有的意识结构，一种活生生的、流淌的全新智慧诞生了。这个智慧重组了你整个人，你的身体、心智和感知。这一智慧斩断了人类意识对你的束缚，将你从旧有的心智结构中解放出来。如果你不能从旧有的设定式的人类心智结构中解脱，你就仍是个囚徒。

觉醒，认识到自己的真实本性，并不意味着你就能在感知、行为及对生命的反应等方面发生持续不断的革命。觉醒的确向我们展示了什么是终极的真理，什么是真实的，更进一步向我们揭示生命有可能以全新面貌度过，那是毫不分裂、毫不受限的存在的状态。可是，许多已经体验到觉醒的人可以证实，觉醒并不能保证这一全新面貌真的来临。觉醒开启了更深刻的内在革命的门，但绝不保证它真的能发生。它能否发生，取决于许多因素，其中最重要的，是对真理的赤诚的、毫不含糊的坚定之心，真理高于一切。其实说到底，每一次灵性上的成长依靠的都是这份赤诚之心，尤其是当这赤诚超越了所有个人偏好、计划和目标之后。

在这场内在革命中，一种并非来自心智的智慧苏醒了，它来自心智的安静，仅凭这种智慧，就能根除一切旧有的意识结构。除非根除了这些旧有的结构，否则不会有任何创造性的思维、行为和反应。除非发生了内在革命，否则不会绽放任何清新、鲜洁的活力。没有这样的革命，我们的心智只能是旧有的、重复的、受设定的模式。然而我们的潜力超越所知的一切，超越一切过去的结构，超越人类所建立的一切。只有我们不再受限于所知，我们的潜力才能绽放。在心智之外，在人类受限意识的疆域之外，是神圣。从神圣中，诞生了那新鲜的、流淌的意识，它横扫一切旧有意识，带来了盛开的存在，活生生地、毫不分裂地呈现。这种呈现既非个人，亦非非个人，既非属灵，亦非凡俗，它是超越一切自我意图的万有的流动和绽放。

好了，我们一定要明白实相超越任何对实相的定义。

实相不是基督教,不是印度教,不是犹太教,不是吠檀多不二论,也不是佛教。它既不是二元,也不是非二元,既不是灵性的,也不是非灵性的。我们要知道,一片草叶透露的实相和神圣超过你脑中一切对实相的所思所想。当我们以未分裂的意识来感知,我们能在一切生命的呈现中看到神圣。它在茶杯中,在秋日的微风里,在我们刷牙的时候,在每时每刻的方生方死中。因此,我们必须抛弃所有设定好的思维,将自己交付于内在的安静和本觉,越过一切路径的尽头,抵达那神圣之境,你只有无比纯真方能进入,否则永远无法得窥,你要持续不断地进入,而不是偶一涉足就够了。

你必须愿意孑然独立——独立于不可知中,不再依赖已知的种种,不再从过去寻求指示,不再求助于你的预设机制。你必须独立于未曾有人到达的孤境,赤裸裸的,纯真而谦卑。你必须独立于那黑暗的光里,即使立足之地崩塌,你也毫不动摇,忠于实相,超越一切自我,不是暂时如此,而是永远,永不停止。只有这样,那神圣的、毫不分裂的整体才会从意识中诞生,开始呈现自身。那样的呈现是整体的救赎,那是向内的革命在运行,显化在时空中的运行。

后记

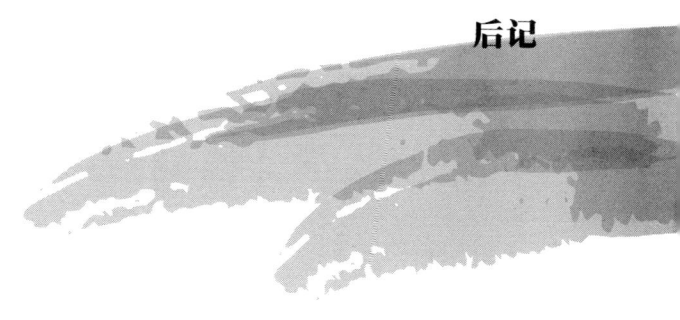

想象一下，某天早晨，你醒来，睁开双眼，突然发现一切都和过去不一样了。我是说一切都不一样了！不是看到的事物有什么变化，而是看事物的那个东西变了，像是发生了某种奇异的、出人意料的变异。你起身，离开床，站在那儿，怀疑自己是不是还睡在被窝里，在做一个奇怪的梦吧。

可是你知道自己没做梦。那是你从未有过的确定无疑，你知道你不在做梦。相反，你明白直到此刻之前，你的每一天每一分都处在无意识的梦游中，一个无比真实无比逼真的梦境，你从未怀疑过它的真实性。你天经地义地认为，只要你起床了，到处走动，就是醒了。可这不是真的。

这么明显的事，你怎么从来没发现呢?

但还不止这些，远不止这些。想象一下，你注意到自己的内在发生了奇异的变化，这时，更令人不安的事情浮现了：你的内在没有了；应该说，你的内在没有自我了。于是你开始寻找你的自我。你怎么会把自我给丢了呢？我是说，你又不是双拖鞋，会出现找不到的情况。你是你呀，一定就在这里，是不是？

可是无论你在你的内部怎样找，都找不到那个可以叫作某个人的自我，尤其不能在某个地方找到它。所有过去的想法过去的记忆，都不是你。它们是空的——自我是空的。

连那张镜子里的脸,那么熟悉,它也没有自我。从来就没有一个自我,只有你在心智里造出的那个。甚至你造出的那一个,也从来就没有真正的自我性。

你望向窗户外面,可是……根本就没有外面。你看向的任何地方都是这里,不管这里是哪儿。你望向窗外,窗外的一切,更远的一切,都在你的内部——不,不是在你的内部,那就是你。那一大片地,树木,篱笆,还有头顶的蓝天,一朵朵的云,每一样东西都是你。这很荒谬,可是却像呼吸一样自然。你和一切都无二无别,那你的自我是什么呢?

真是太奇怪了。

想象一下,你沿着人行道走着,听到邻居们彼此交谈,你觉得他们都在演戏。所有的故事,所有的琐碎评判,所有的坚持己见,所有那些"他应该怎样","她应该怎样","我认为是怎样",都是在演戏,他们却信以为真。他们像是一边演着一出戏,一边忘了这都是假的,他们像是迷失在昨夜的梦中了。

他们怎么会把自己说的那些话那么当真?就像那些话真的很要紧,真的扎扎实实地在实相中一样。他们怎么会看不到呢?可他们真的看不到。对他们来说那就是现实,唯一知道的现实,也许他们永远都只能知道这一个现实。真是太奇怪啦。

想象一下,现在,你来到了公园,坐在长凳上。你坐在那里,一切都停止了,完全停止。你的心是那么静默安宁,你能听到空中漂浮的微尘的声音。突然间你开始坠落,坠落,坠落。脚下的大地消失了,头顶的天空也刹那了无踪影,只有那震耳欲聋的寂静,愈来愈凶猛地压向你。你突然意识到它会杀了你,一片一片地凌迟你,让你五内俱焚,化为齑粉。你无路可逃,没有幸存的可能。于是,你做了你唯一能做的事。

臣服。

一切皆空,比无垠的虚空更加的空荡荡。

生与死出现之前,你闪现在(或是闪入于?)万有中。现在,过去,将来,全都无始无终。至高无上的永恒,临在于每一个存在的微粒中,熠熠生辉。

那不生不灭的东西搅动了生命,睁开了它的眼睛——你的眼睛。你,或它,就坐在公园的长凳上。它笑着,神采奕奕,心满意足。一个小姑娘蹬着旱冰鞋过去了,阳光透过白杨树的叶子闪烁着,一位老人在桥上抽着烟斗,桥下是溪流，注入一个游满了金鱼的池塘。

你目之所及的任何地方都是空性。每一样"事物"都是层面纱，包裹着无限。没有一样东西是如其所见的那样，同时每一样东西又完全如其所见。无限君临一切，在混乱的表面之下，是完美。你了了分明地知道，没有其他任何东西——只有这无边的绝对虚空，这纯粹的无限混沌，这不生的、无形无相的无限。

你回顾自己的一生，明白在这转瞬即逝的一生中发生的每一件事，可能发生的每一件事，都是惊鸿一现的展示，从出生开始，生命中的每一个起起伏伏，灵性觉醒的神奇领悟，直到此刻从时间中解脱，全都是昙花一现的展示，是无限那无边无际的混沌以万有之态进进出出。

一位老朋友看见你坐在长凳上。她过来坐在你的身边，问道："你在想什么呢？"你爱她，就像爱一个朋友那样地爱她，可是你能跟她说什么呢？你已经无语了，内心像业已死去那般安静。她不知道，可实际上你们是在两个截然不同的世界中，在这张公园长凳上奇妙地汇合。你怎么能够从无限中，伸出双手，和她交流呢？

你思忖了一会儿，想找到一些话语，可以回答她。有那么片刻的安静——她在和你连结吗？她是不是觉察到有什么不对？一阵凉爽的风拂过你的面颊，宇宙在你的里面微笑。"哦，没什么，"你说，"什么都没有。"

教导小结

~

静默。

质疑每一个想法。

沉思实相之源。

睁大你的双眼。你绝对意料不到,
一些看上去全无意义的小事,会撕开你整个的世界,
让它向永恒的喜乐敞开。

~

·《疗愈之路》学习小组·

对实践《疗愈之路》有兴趣的人,我鼓励大家或自行组成小组,或参加现有的学习小组,定期聚会来学习探讨,将教诲化为实践。虽然对有的人来说,独自学习也没什么问题,但能和他人共同学习,分享经验,仍是非常有用的。与他人共同探讨,会让你开放,带来新的视角,更带来彼此间慈悲的支持。对于在其中共同学习的人而言,学习小组应该是一个安全、有爱的环境。

必须牢记的是,《疗愈之路》并非真理本身,而是领悟真理的方法。真理存于你之内,不在他处。你是通过学习、实践《疗愈之路》来学习、见到并最终领悟你内在本有的真理。

·关于学习形式的建议·

任何人都可以组织学习小组,并自行安排学习形式。《疗愈之路》学习小组独立活动,其运作与阿迪亚香提个人或 Open Gate Sangha 组织无涉。（Open Gate Sangha 为阿迪亚香提运行的修行团体组织,具体内容参见 www.adyashanti.org）尽管如此,我仍提出建议如下:建议每次聚会围绕一个教诲中的具体问题;建议除了对具体问题的讨论外,每次聚会包含一定的静坐时间（最好在聚会开始时进行）。

·学习准则·

为达成一个开放、慈悲、彼此协助的氛围,学习小组应遵守以下准则:

1、学习小组应该形成安全、慈悲的环境,大家得以在其中探讨、分享,将教诲化为实践。

2、除必要的费用如租场地等,所有学习小组都应免费。

3、任何人不得充当"老师"或掌控小组。

4、当成员分享自身经历时,勿对其经历进行评判。如果本人请求其他成员评判,记住你给予的回应是从你自身的经验而言,仅此而已。勿试图充当老师。

5、对第一次参加聚会的成员皆应发放此准则。如果你发现你所在的学习小组违背了这些准则,建议你要么停止参加,要么自己组织另外的学习小组。

若要查看《疗愈之路》学习小组的名录,请登录:
www.adyashanti.org/wayofliberation

这些教诲所指向的实相并不隐晦、
秘而不现也非遥不可及……
就在此刻实相,
圆满正在眼前。

图书在版编目（CIP）数据

疗愈之路 /（美）阿迪亚香提 著；雅桐 译 .
-- 北京：中国青年出版社，2016.9
书名原文：The way of liberation
ISBN：978-7-5153-4530-7
I. ①疗… II. ①阿… ②…雅 III. ①精神疗法 IV. ① R749.055

中国版本图书馆 CIP 数据核字（2016）第 244769 号

The Way of Liberation
Copyright © 2000, 2013 Adyashanti. This translation published by exclusive license from Sounds True, Inc. on behalf of Open Gate Sangha.
All Rights Reserved.
中文简体字版权 © 中国青年出版社 2016
北京市版权局著作权登记号：图字 01-2016-8027
版权所有，翻印必究

疗愈之路
作　　者：[美] 阿迪亚香提 / 著
译　　者：雅　桐
责任编辑：吕　娜
出版发行：中国青年出版社
经　　销：新华书店
印　　刷：三河市少明印务有限公司
开　　本：787×1092　1/32 开
版　　次：2021 年 10 月北京第 2 版　2021 年 10 月河北第 1 次印刷
印　　张：6.25
字　　数：60 千字
定　　价：39.00 元
中国青年出版社　网址：www.cyp.com.cn
地　　址：北京市东城区东四 12 条 21 号
电　　话：010-65050585（编辑部）